Bibliothèque nationale de France

Direction des collections

Département Sciences et Techniques

DU VÉGÉTARISME

DE LA MANIÈRE DE VIVRE

SELON LES LOIS DE LA NATURE

(CONFÉRENCE FAITE A PARIS, LORS DE L'EXPOSITION DE 1878)

PAR

F. W. DOCK,

docteur en médecine, directeur de l'établissement hygiénique et médical

de

UNTERE WAID

près ST-GALL (Suisse).

ST-GALL

IMPRIMERIE ZOLLIKOFER

1878.

DU VÉGÉTARISME

ou

DE LA MANIÈRE DE VIVRE

SELON LES LOIS DE LA NATURE

PAR

F. W. DOCK,

docteur en médecine, directeur de l'établissement hygiénique et médical

de

UNTERE WAID

près ST-GALL (Suisse).

ST-GALL

IMPRIMERIE ZOLLIKOFER

1878.

Du Végétarisme

ou

de la manière de vivre selon les lois de la nature.

§ I. Considérations générales.

La santé morale et la santé physique sont nos plus grands biens ici-bas. Heureux celui qui les possède largement. Aujourd'hui, hélas, nous les perdons de plus en plus, car, qui le niera que la société contemporaine se trouve dans une forte crise et qu'elle perd de plus en plus son équilibre physique et moral?

„L'abaissement du niveau de la santé et de la moralité publiques, et l'anarchie croissante des idées frappent les regards les moins attentifs," dit avec raison un philosophe-hygiéniste contemporain.

„Ces trois désordres rayonnent dans toutes les sphères de l'activité humaine et vicient les institutions politiques, économiques, religieuses, éducatives etc., lesquelles réagissent à leur tour sur ces trois causes et aggravent le mal primitif."

„De cette réciprocité morbide résulte un cercle vicieux dans lequel il serait dangereux de tourner longtemps encore."

„Celui de ces désordres qui exerce sur tous les autres, par l'intermédiaire du système nerveux, l'influence la plus étendue et la plus puissante, c'est *la maladie du corps.*"

„C'est donc de la santé physique qu'il faut avant tout s'occuper, pour améliorer par contrecoup la santé intellectuelle et la santé morale et par elles, tous les éléments de la civilisation." (1)

Le Créateur a donné à l'homme un organisme qui devait être parfaitement sain de sa nature; malheureusement nous ne savons

---

(1) Voir: *Médecine naturelle* par F. W. Dock, préface du Professeur Raoux, Lausanne, chez Imer et Payot.

assez sauvegarder notre santé que nous ruinons pour la plupart du temps par notre propre faute.

Parmi les causes si nombreuses qui nous rendent malades, figurent entre autres notre vie luxueuse et matérielle, notre intempérance dans le boire et le manger, notre nourriture malsaine, les mille et mille stimulants, par lesquels nous surexcitons et nos nerfs et notre cerveau, puis notre travail fiévreux d'un côté, et de l'autre notre paresse, puis la négligence ou l'ignorance des soins que nous devons à notre corps, enfin le désir de jouir le plus et le plus rapidement possible de notre existence, bref — un genre de vie qui est en opposition manifeste avec les lois si simples et si belles qui régissent notre organisme.

Il est temps que nous changions notre manière de vivre et que nous apprenions à nous occuper de notre santé, car, où irions-nous en continuant à vivre de la sorte?! Que deviendraient nos enfants et nos arrière-neveux? Pour que les générations qui doivent nous succéder, ne maudissent pas notre mémoire, ne leur laissons pas pour héritage un corps étiolé, un cerveau débilité, une santé compromise ou détruite.

La morale et l'hygiène tout à la fois nous donnent de sages avertissements, et des voix autorisées s'élèvent pour nous dire qu'il est temps de s'arrêter et de revenir à une vie plus simple et plus conforme aux lois de la nature. Qu'on écoute cette voix avant qu'il ne soit trop tard!

On commence à faire de louables efforts dans ce sens: il nous faut renoncer à un genre de vie qui nous rendrait de plus en plus malades et conduirait notre corps à sa banqueroute, il nous faut mieux étudier les lois qui régissent la santé et la maladie, afin de mieux ménager la première et d'éviter la seconde.

L'hygiène fait des progrès, elle s'organise, et le temps viendra, où chacun s'occupera de sa santé physique et morale.

Ce but si élevé, le *Végétarisme,* doctrine très-ancienne puisqu'elle remonte à Pythagore et au-delà, se le propose et le poursuit avec énergie et non sans résultat.

Le Végétarisme c'est la protestation contre le matérialisme et la vie luxueuse et malsaine, c'est l'effort de ramener l'humanité autant que possible à la sage nature et de guérir un grand nombre des plaies dont souffre la société.

Le mot de végétariens ne vient pas du mot végétal, mais bien du latin *vegetus* qui chez les Romains signifiait un homme actif, bien dispos, sain de corps et d'âme. Les végétariens s'appellent souvent aussi: „les amis d'une vie conforme à la nature.“

Le régime, c'est-à-dire l'abstention de viande et des excitants d'une part, et de l'autre la nourriture presque exclusivement végétale, tel est le caractère fondamental de la manière de vivre des végétariens. Ce n'est pas le seul.

L'essentiel est de revenir à la simplicité, de mettre notre vie en harmonie avec les lois de la nature et dans les meilleures conditions possibles d'arriver à la double santé du corps et de l'âme.

Pour ce qui concerne cette dernière, nous la résumons dans ces quelques mots:

penser, sentir et vouloir le bien;
empire sur nous-mêmes, réforme de nous-mêmes.

Quant à la santé intellectuelle, nous tâchons de faire le meilleur usage possible de nos facultés, et d'éviter de notre mieux les fatigues et les surexcitations des nerfs et du cerveau, si fréquentes de nos jours.

Pour ce qui concerne la santé du corps, nous observons les lois qui régissent notre organisme, afin de conserver notre corps le mieux portant possible, de lui éviter les maladies et de le mettre à même de bien remplir sa tâche ici-bas, aussi la *tempérance* est-elle pour nous une des lois fondamentales, sobriété dans le boire et le manger, mesure dans le travail et le repos, raison dans les jouissances naturelles et permises.

A côté de cette tempérance quantitative, nous en admettons une autre qualitative consistant, comme nous l'avons déjà dit, en l'abstinence de l'alimentation animale, surtout de la viande (beaucoup de végétariens s'abstiennent même des œufs, du beurre, du lait), comme aussi en l'abstinence des spiritueux ou des excitants, vin, bière, eau-de-vie, thé, café, tabac, de celle des épices et des poisons pharmaceutiques.

Quant à l'art de conserver et de développer notre corps, un point capital pour nous est d'éviter les maladies *évitables,* de nous endurcir et de régler les relations sexuelles, aussi donnons-nous une haute importance à la gymnastique, au travail manuel, au travail varié en général, à la vie au grand air et au soleil, à l'hygiène de la peau et à une vie sexuelle normale, bref — nous tâchons de réaliser le bel adage des anciens:

mens sana in corpore sano:
une âme saine dans un corps sain!

Il va sans dire que l'éducation de nos enfants est basée sur les mêmes principes que nous venons d'énumérer.

En résumé on peut dire que *le végétarisme est l'art de vivre selon les lois de la nature et de la raison et qu'il est une des conditions essentielles du bien-être individuel et social, au physique comme au moral.* Végétarisme signifie santé, paix et bonheur pour l'individu, comme pour la famille et la société humaine, en tant que nous pouvons être heureux et bien portants ici-bas.

Ce sont donc des considérations morales, hygièniques et sociales qui forment la base de notre manière de vivre, et à ce point de vue, le végétarisme peut être considéré comme un excellent principe de moralité et comme un des meilleurs moyens de venir en aide à l'humanité souffrante.

Donner à l'homme plus de santé physique, n'est-ce pas dans la plupart des cas donner plus de santé à son âme; le rendre meilleur, n'est-ce pas souvent le rendre plus sain? On l'a dit avec raison: „l'abaissement du niveau de la santé *physique* est presque toujours accompagné d'un abaissement proportionnel dans le niveau de la santé *intellectuelle* et de la santé *morale*".

§ II. Portée hygiénique, morale et économique du Végétarisme.

Après ces considérations générales voici quelques détails sur le régime végétarien.

Le Végétarisme, comme on l'a vu plus haut, a pour caractère distinctif celui de remplacer la viande ou toute nourriture animale, puis les alcooliques et les excitants, par une alimentation tirée principalement du règne végétal: fruits, légumes, céréales etc.

Voici, nos raisons:

La nourriture animale est, disons-nous, antihygiènique et malsaine, d'abord parce qu'elle engendre des malaises et des maladies (voir plus bas), et ensuite parce qu'elle réclame, presque forcément, l'usage des alcooliques, des excitants, du tabac etc.

Voici, la conséquence:

La nourriture animale étant malsaine, c'est-à-dire n'étant pas en harmonie avec notre organisme, il s'en suit que l'homme n'est pas de sa nature mangeur de viande, ou carnivore, il ne doit donc pas tuer l'animal pour en manger la chair; s'il le fait, il commet un acte d'injustice et de cruauté, un acte contre nature, qu'il paie cher, car bien des maladies sont comme la malédiction qui accompagnent le régime luxueux des viandes et des excitants (voir plus bas).

Le régime basé sur l'alimentation tirée du règne végétal, au contraire, est parfaitement approprié à notre nature et convient le mieux à notre organisme; c'est donc ce régime que l'humanité devrait adopter — ou plutôt, qu'elle n'aurait pas dû abandonner.

Le végétarisme a donc sur la manière de vivre actuelle (viande et excitants) des avantages d'une importance des plus grandes, même *vitale;* il est à la fois:

> *plus naturel,*
> *plus humain,*
> *plus moral,*
> *plus esthétique,*
> *plus sain pour le corps et pour l'âme,*
> *et plus économique.*

Il conserve la triple santé de l'individu, c'est-à-dire la santé physique, morale et intellectuelle; il protège la famille et la société.

Il combat la pauvreté et la misère, comme aussi le luxe mal entendu, le libertinage, le célibat et la prostitution, bref, il est pour l'humanité une des sauvegardes les plus sûres de son existence et une des meilleures garanties de sa prospérité.

C'est que le végétarisme ne s'arrête pas à la seule question du régime; il est, nous le répétons, avant tout un principe moral par ses règles de sobriété, et il s'appuie en second lieu sur les autres facteurs naturels non moins importants, protecteurs de notre santé et de notre vie, c'est-à-dire l'air pur, la lumière, le soleil, l'eau, l'exercice ou le travail varié, et les influences morales.

Enfin le végétarisme nous fournit encore les meilleurs moyens de recouvrer la santé, si nous l'avons perdue par notre propre faute: c'est de soumettre l'organisme malade à ces mêmes agents naturels que nous venons de nommer, c'est-à-dire à la *médecine naturelle,* et non à ce prétendu art, perdant de plus en plus de son prestige, qui cherche ses remèdes pour la plupart dans la pharmacie au lieu d'en appeler *à la nature*.

§ III. Preuves du Végétarisme.

1. Preuves anatomiques.

Le végétarisme, disions-nous tout à l'heure, est plus *naturel* que le régime des viandes et des excitants, disons mieux, il est même le seul naturel, car l'alimentation animale n'est pas instinctive dans l'homme, elle est contre sa nature, car, d'après notre organisation nous sommes créés pour manger les fruits et les grains et non la viande.

Oui, l'homme est essentiellement *frugivore*, sa conformation le montre avec une parfaite évidence, et les meilleures autorités scientifiques l'attestent. Nos dents et nos mâchoires, nos organes digestifs, même nos mains et nos pieds le prouvent. Cuvier, le grand naturaliste, dit dans son règne animal (t. I p. 86):

„L'homme paraît fait pour se nourrir principalement de fruits, de racines et d'autres parties succulentes des végétaux. Les mains lui donnent la facilité de les cueillir, ses mâchoires courtes et de force médiocre d'un côté, ses canines égales aux autres dents de l'autre, ne lui permettraient guère ni de paître de l'herbe, ni de dévorer de la chair, s'il ne préparait ses aliments par la cuisson."

Flourens, Gassendi, Daubenton, Ray, Lawrence, Huxley, Darwin et Hæckel sont tous, plus ou moins, du même avis. Ce dernier, une des gloires de l'anatomie comparée de nos jours, vient de dire dans un de ses ouvrages sur l'origine du genre humain:

„Qu'on examine l'un après l'autre, tous les organes du corps humain, et toujours on trouvera que l'homme se rapproche plus des singes supérieurs ou anthropoïdes, que ceux-ci ne se rapprochent des singes inférieurs, mais les singes supérieurs sont de purs frugivores, par conséquent l'homme aussi, du moins par nature."

Le canal intestinal de l'homme est également une preuve de sa nature frugivore; ce canal est le plus court chez les carnivores, chez le lion il est le triple de la longueur totale du corps; chez l'homme il est de 7 à 8 fois plus long et enfin chez les herbivores il dépasse de 28 fois la longueur du corps.

La brièveté de ce travail ne nous permet pas de multiplier, comme nous le pourrions, les preuves anatomiques.

2. Preuves tirées de notre instinct.

En voici d'autres tout aussi évidentes et basées sur *la loi de l'instinct*. S'il est vrai que chez l'homme, l'instinct n'a pas comme chez l'animal le caractère de l'immuabilité, au moins nous ne pouvons jamais complètement étouffer cette voix, elle se fera toujours entendre sous une forme ou sous une autre. Ainsi c'est grâce à cette voix de l'instinct qu'une grande partie de l'humanité est restée fidèle à sa destination première et se tient principalement au régime végétal; il y a des peuples entiers qui, comme les Indous, ne vivent presque que de végétaux, d'autres, comme les populations agricoles en général, ne mangent que relativement peu de viande et d'autres, qui en mangent davantage, consomment cependant encore plus de végétaux que de viande.

Les enfants, chez lesquels l'instinct est moins corrompu que chez les personnes âgées, n'aiment d'abord pas la viande et les excitants, en règle générale du moins, tandis qu'ils aiment beaucoup les produits du règne végétal, surtout les fruits; mais l'opiniâtreté des parents, leur exemple et cette excitation continuelle du palais que l'enfant finit par aimer également, remportent enfin la victoire sur ce qu'on appelle l'instinct, et au lieu d'un petit frugivore on a un jeune carnivore tout achevé.

Malgré cela l'enfant revient toujours et de prédilection au régime des fruits qui est inné en lui.

Parmi les grandes personnes il en est beaucoup, malades ou bien-portantes, qui n'aiment pas non plus la viande ou qui lui préfèrent de beaucoup les végétaux; une statistique à ce sujet ne serait pas sans valeur.

Dans les établissements où se pratique le végétarisme, on fait fréquemment l'expérience que même de forts mangeurs de viande, après s'en être abstenus pendant un certain temps, l'aiment moins, ou même la prennent en aversion. Combien aussi n'y a-t-il pas de personnes qui jamais ne peuvent manger la viande saignante, sans parler de la viande crue, qui, pour nous tous, a quelque chose de repoussant, une preuve de plus que *la nature ne nous a pas créés carnivores.*

Il serait par contre très-difficile de trouver des personnes ayant en aversion la nourriture végétale; elles peuvent accorder la préférence à la viande, comme flattant mieux leur palais, mais elles aiment le régime végétal d'instinct et y reviendront toujours avec plaisir.

La meilleure expérience à faire à ce sujet serait d'élever les enfants dans les principes du végétarisme, c'est-à-dire sans viande et sans excitants; on constaterait bientôt la puissance de l'instinct et la difficulté de leur faire manger la viande, tandis que c'est un fait connu que les enfants des villes, gorgés de viande et mis au régime végétal pour cause de santé, se trouvent parfaitement bien de ce dernier.

L'expérience indiquée tout à l'heure, nous autres végétariens, nous la faisons tous les jours; elle a en outre été faite dans plusieurs établissements publics, entre autres dans un orphelinat de l'Appenzell que l'auteur de ces lignes a visité lui-même; les orphelins depuis plusieurs années étaient élevés en végétariens; la plupart d'entre eux n'aimaient plus la viande et presque tous jouissaient d'une santé florissante.

Qu'on ne s'y trompe pas: l'instinct peut être voilé, mais jamais on ne l'étouffera complètement: la société, devenue de plus en plus malade, rappellera plus tard ce guide qu'elle n'aurait jamais dû dédaigner.

3. Preuves physiologiques.

Les preuves *physiologiques* parlent aussi complètement en faveur du végétarisme.

La première de ces raisons c'est que presque tous ceux qui font l'essai de ce régime, s'en trouvent bien mieux que du régime des viandes avec ses accessoires: alcool, café et tabac.

En voici une autre fournie directement par la science:

Aujourd'hui la physiologie est revenue de son erreur qu'il fallait à l'organisme humain, pour être sain et fort, beaucoup de substances azotées ou albuminates, surtout sous forme de viandes, œufs etc., car les physiologistes ont montré que le producteur de la force du corps, surtout de celle des muscles, n'est pas l'albumine, ni telle autre substance contenant de l'azote comme la viande par exemple, mais bien une substance ne contenant que de l'acide carbonique, manquant d'azote qui à l'heure qu'il est, n'est pas encore connue et dont la recherche est la principale occupation des physiologistes actuels.

La nourriture la plus rationnelle, celle favorisant le plus le *travail normal* de nos muscles, comme aussi celui de notre système nerveux et de notre cerveau, est donc une nourriture renfermant peu d'azote et par contre plus d'hydrates de carbone et de graisse.

Les meilleures proportions sont celles de *1 partie d'azote sur 3 à 4 d'hydrates de carbone et de graisse*, comme l'indique la nature elle-même dans les 2 aliments par excellence: le lait et les céréales.

Aujourd'hui, hélas! on renverse l'ordre de ces facteurs, on fait une consommation d'aliments azotés ou protéiques énorme, au grand détriment de notre santé et de notre bourse (voir plus bas à la question économique).

Il est démontré que cet excédant d'albuminates ou substances protéiques (viande et œufs) que nous donnons à notre corps, y figure comme matières inutiles et même dangereuses, car elles ont une grande tendance à la décomposition et se décomposent en effet, en rompant l'équilibre dans notre organisme et en y produisant le désordre, la maladie.

La Physiologie nous dit aujourd'hui par la voix de ses meilleurs représentants,

1° *qu'on mange trop,*

2° *qu'on mange trop de viande,*

3° *que l'homme peut vivre de ce qu'il veut,* tandis qu'une certaine école prétend à tort qu'il faille à l'organisme humain beaucoup de viande, et que le régime végétal le débilite.

Le professeur Voit de Munich, un des défenseurs de l'alimentation animale, convient lui-même qu'il est parfaitement possible de vivre uniquement de végétaux, et nous ajoutons avec le Dr Thompson: „qu'on s'en trouve bien mieux que du régime des viandes." Au reste, des nations entières, comme bon nombre d'individus ont prouvé ce fait longtemps avant que les physiologistes l'aient reconnu.

Les Indous sont grands mangeurs de riz, dit le professeur Hermann, l'albumine dont ils se nourissent, suffirait à peine au travail de leur cœur et de leurs poumons, et pourtant ils ne sont pas tous de saints contemplatifs, c'est-à-dire qu'ils sont capables de fournir un grand travail musculaire (voir Bibliothèque universelle et Revue suisse, 80ᵉ année, t. L).

Nous concluons de ces quelques arguments physiologiques *que l'usage de la viande est pour le moins inutile, que très-souvent il devient dangereux et qu'il est plus rationnel de vivre du régime végétal ou lacto-végétal.*

4. L'homme doit-il tuer les animaux pour se nourrir?

Le Végétarisme est en outre plus *humain,* et par conséquent plus *moral* que le régime carnivore.

Voici pourquoi: N'étant pas créés pour manger la viande et pouvant parfaitement nous en passer, c'est un acte d'inhumanité et de cruauté de tuer l'animal ou de le torturer en l'engraissant pour en manger la viande.

La tuerie des animaux n'enlève-t-elle pas à l'homme tout ou partie des sentiments que nous devons avoir pour des êtres qui sentent comme nous, et qui comme nous aiment vivre?

Les végétariens ne se nourrissant que de végétaux ou tout au plus de laitage, respectent leurs utiles auxiliaires et ne les égorgent pas pour en manger la viande et même boire le sang. Ils ne se défendent que contre les animaux nuisibles.

Au lieu d'augmenter encore les luttes qui se font autour de lui, l'homme devrait s'efforcer de propager la paix et l'harmonie.

Ainsi compris et pratiqué, le végétarisme devient une de nos plus belles lois morales; donnant une acception des plus larges au saint commandement *„tu ne tueras point“*, il veut arriver à la paix le plus possible, sur terre, il veut abolir la guerre inutile entre l'homme et l'animal et surtout celle d'homme à homme, ces luttes fratricides qui pour la plupart sont à mettre sur le compte de nos passions, de nos convoitises, de notre cruauté.

Oui, il y a une lutte, mais une lutte noble, consistant à féconder la terre à la sueur de notre front et non à l'engraisser avec le sang de notre prochain, dont l'évangile nous dit:

„Aime-le comme toi-même!“

5. Valeur esthétique du Végétarisme.

Le végétarisme est certes plus *esthétique* que l'alimentation animale, il ne connait point les horreurs de l'abattoir et de la boucherie.

Cette ménagère qui coupe la gorge à un pauvre animal, qui

l'éventre, qui recueille son sang etc. etc., quel spectacle hideux!
Ces chars chargés de chair pantelante qu'on traîne dans nos rues,
n'offusquent-ils point nos regards!

Une cuisine et même une table richement garnies de viandes,
n'ont plus rien de beau et d'appétissant pour nous autres végétariens; une table au contraire garnie des dons de Cérès et de Pomone,
plait certainement à l'œil et au goût.

Vraiment il serait temps de renoncer *„à cette grossière alimentation de viandes sanglantes,"* comme l'appelle Michelet, in-
compatible avec notre nature, avec le sentiment du beau qui nous
est inné. Il serait temps de rechercher au contraire la nourriture
si simple, si appétissante du règne végétal, que mère Nature nous
offre si généreusement.

Et pour parler aussi des *alcooliques,* à quelles scènes inesthétiques
et immorales ne donnent-ils lieu, que le végétarisme ignore complètement?!

§ IV. Des maladies engendrées par la nourriture animale et par l'usage des excitants.

Le végétarisme est en outre plus *sain* pour l'âme et pour
le corps.

Pour ce qui concerne les maladies que peut engendrer la nourriture
animale et l'usage des alcooliques et des excitants, rien de plus facile
que de prouver le fait.

Personne ne pourra nier que le nombre des malades et des
personne faibles et délicates va en augmentant. *„L'humanité dégénère,"*
dit Fonssagrives, *„elle ne tient plus debout que par les calmants
et les toniques."*

Les hommes vraiment bien portants sont assez rares de nos
jours; presque toutes les familles sont éprouvées par la maladie et
ses tristes conséquences. La mortalité ne va-t-elle pas en croissant
parmi les enfants?

La jeunesse actuelle n'est-elle pas très-souvent débilitée, affaiblie
par ses excès dans le boire et le manger etc. etc.?

Le beau sexe ne devient-il pas de plus en plus le sexe faible,
nerveux? Le sexe fort ne s'abrutit-il pas par l'acool et le tabac
sans parler de certains autres excès.

Les hôpitaux et les maisons d'aliénés ne deviennent-ils pas de plus en plus nombreux? Ne les compte-t-on pas par milliers, ceux qui meurent à la fleur de leur âge?

Ah, si la viande, les alcooliques et les excitants nous donnaient les forces et la santé en proportion directe de la consommation que nous en faisons, nous serions une race de géants, mais au lieu de cela que sommes nous?!!

Le manque de sang et la mauvaise constitution de ce liquide nourricier de notre organisme, le nombre des anémiques, des chlorotiques, des scrofuleux et des rachitiques, ne parle-t-il pas avec une triste éloquence contre ce prétendu régime fortifiant de la viande et du vin? „Les muscles s'en vont, la taille s'abaisse", comme dit encore Fonssagrives. Les nerfs sont excités, fatigués, abîmés, le cerveau est ou surexcité ou ébranlé par la manière de vivre en général et surtout par ce prétendu régime „fortifiant" qui affaiblira de plus en plus l'humanité.

Les nombreuses maladies de l'estomac et des intestins, depuis le simple catarrhe jusqu'aux lésions et dégénérescences les plus graves de ces organes, sont très-souvent dues à notre passion pour la viande et les excitants, et à notre manière de vivre fautive en général.

La goutte, la gravelle, la pléthore abdominale, l'obésité, les maladies du foie et leurs suites: l'hypochondrie, le spleen, le dégoût de la vie, tiennent pour la plupart du temps à la même cause, et même *l'apoplexie* qui nous enlève très-souvent et d'une manière foudroyante les hommes les plus robustes.

Un point fatal que nous ne pouvons passer sous silence, c'est l'influence pernicieuse de ce régime soit-disant fortifiant sur les sens et sur les organes sensuels qu'il excite et surexcite, ce qui, surtout pour les jeunes gens, devient trop fréquemment, on le sait, une cause d'immoralité et d'affaiblissement corporel! Aussi est-ce plus qu'une imprudence, c'est presque un crime que de saturer de viande et d'excitants non seulement la jeunesse, mais déjà l'enfance, posant ainsi la base de terribles égarements.

Parents et éducateurs, réfléchissez à ce que vous faites! Occupez vous davantage du bien-être de vos enfants! Par un système d'éducation vicieux on ruine à la fois la santé morale et physique de ceux qui nous sont confiés.

En poussant plus loin notre examen sur les conséquences de

la manière de vivre actuelle, nous verrions que cette dernière, que surtout l'usage de la viande et des excitants, pris en doses assez fortes, n'est pas approprié à notre organisme, qu'il l'indispose, le surexcite, l'affaiblit au lieu de le fortifier, bref devient une cause très-fréquente de nombreux désordres.

Aussi une autorité médicale a-t-elle pu dire: „L'alimentation animale excessive de nos jours est une des causes les plus fréquentes de nos maladies souvent les plus dangereuses, et même de la mort prématurée.“

Nous défions tout médecin sérieux et observateur de nier ce fait!

Il vaudrait la peine aussi de parler des nombreuses maladies, des contagions et des épidémies causées par la viande en décomposition ou par la viande malade et malsaine, telle que le mode d'élever le bétail, et les maladies terribles auxquelles il est soumis, nous la fournissent si souvent! Le prof. Biermer dit avec raison: „la viande malade peut à elle seule engendrer la fièvre typhoïde (le typhus)“ et le prof. Gietl a vu des cas de choléra et de violentes fièvres, chez les personnes qui avaient mangé de la viande malsaine, tous inconvénients ou dangers que le régime végétal ne connaît pas! Et les maladies causées par les parasites qu'hébergent les animaux dont on mange la viande: les vers intestinaux, les trichines etc., qui en somme ont déjà causé bien des ravages. Tout récemment, à l'occasion d'une fête de chanteurs à Cloten près Zurich (Suisse), 500 personnes environ tombèrent malades du typhus et plusieurs mo*urent pour avoir mangé de la viande provenant d'animaux malades eux-mêmes, comme l'enquête l'a clairement prouvé.

Et enfin les *alcooliques,* les excitants en général, qui sont devenus malheureusement pour la plupart des hommes un besoin dont ils ne peuvent presque plus se passer! Que de malaises, que de malheurs et de misères n'engendrent-ils pas?! L'alcool non-seulement ruine le physique, mais encore l'intelligence et le moral; pris en exces ou d'une manière déraisonnable, il conduit l'homme à cette banqueroute appelée *delirium tremens,* ou à l'asile des aliénés et même au meurtre ou au suicide. L'absinthe, l'opium, le hachich méritent le même reproche. „L'alcoolisme,“ dit Fonssagrives, „pèse lourdement sur la vie, la moralité et la raison humaines.“

Quelle honte pour l'homme! Pourquoi toujours ainsi exciter et surexciter ses nerfs et son cerveau? Pour les fatiguer et ruiner finalement!! Et, fatale malédiction: cette disposition à l'alcool et les maladies que ce poison engendre, se transmettent souvent, en s'aggravant, de génération en génération.

C'est un triste signe du temps que les auberges, brasseries, cafés deviennent toujours plus nombreux: nous connaissons des villes où il y a une auberge sur 70 âmes. Quelle atteinte portée à la vie de famille, à la santé et à la loi du travail! Que de bonheur n'ensevelit-on pas au fond d'une bouteille!

Le café, le thé, sans causer autant de ravages que l'alcool, n'en ruinent pas moins beaucoup d'organismes et surtout les nerfs des femmes, qui aujourd'hui plus que jamais s'adonnent à ces excitants, pour être, en revanche, affligées tôt ou tard de toutes sortes d'anomalies du sang et des nerfs.

Le *tabac* dont Balzac a dit „qu'il détruit le corps, attaque l'intelligence et hébète les nations", doit également être mis sur le banc d'accusation. Par les violents poisons qu'il renferme (nicotine et même de l'acide cianhydrique, comme on vient de trouver), il engendre toutes sortes de maux: catarrhes, névralgies, inflammations, maladies des yeux (amblyopie), de la gorge et même des organes centraux: cerveau et moëlle épinière.

Malheureusement le jeune âge s'adonne de plus en plus à l'usage du tabac; l'exemple est contagieux!

Nous flétrissons également la terrible habitude des *calmants* et des *narcotiques* si répandue de nos jours et dont l'abus est en proportion directe avec celui des excitants, un cercle vicieux fatal, dans lequel tournent les hommes passionnés ou imprudents, et dont on ne peut plus guère sortir que par des efforts inouïs!!

Fatale habitude d'exciter et de surexciter d'une part les nerfs et le cerveau pour être ensuite obligé de les calmer! Qu'on ne l'oublie pas: la nature se venge de ceux qui enfreignent ses lois et ici la punition s'appelle: banqueroute au physique et au moral.

Le Végétarisme proscrit comme inutiles et malsains tous les excitants artificiels (quelques végétariens s'en permettent un usage très-modéré), se contentant des excitants naturels que la Providence nous donne, c'est-à-dire: *l'air, l'eau, le soleil, une nourriture simple et naturelle, le repos, le sommeil* etc.

Puissent enfin ceux qui s'adonnent [aux excitants nuisibles, renoncer à l'abus, s'ils ne peuvent renoncer à l'usage!

Ce serait le moment de parler des effets hygiéniques du végétarisme; il en sera question plus tard.

§ V. De l'influence du Végétarisme sur le moral et sur les facultés intellectuelles.

Pour ce qui concerne *la santé morale,* notre „régime si doux et si calmant" r̄us donne plus d'empire sur nous-mêmes, il nous procure surtout le contentement intérieur, qui embellit notre vie et lui imprime un certain cachet de bonheur et de sérénité. Aussi Michelet a raison de dire que notre „régime ne contribue pas pour peu à la pureté de l'âme." Nous ne prétendons pas que le végétarisme nous donne le bonheur absolu ici-bas, ou que nous n'ayons pas à soutenir de luttes avec nos passions, mais au moins, sachant nous contenter de peu, nous sommes moins tourmentés par le besoin de jouir, nous sommes moins exposés à cette agitation fiévreuse qui caractérise notre époque, en un mot, notre vie intérieure est mieux réglée, mieux équilibrée.

Quant aux facultés *intellectuelles,* on croit généralement qu'il nous faille la viande, et que les excitants nous soient nécessaires pour nous livrer aux travaux de l'esprit. C'est une erreur, car d'illustres exemples et l'expérience faite par les végétariens, prouvent qu'une vie simple et frugale facilite extrêmement le travail intellectuel.

Moins l'estomac est tourmenté, le cerveau et les nerfs excités, mieux l'esprit peut développer ses facultés et plus il pourra fournir de travail normal.

L'intelligence, comme le corps, veut l'ordre, la régularité, l'harmonie; c'est pour cette raison aussi que le végétarisme, dans toute sa signification, est un excellent principe d'éducation, qui ne saurait être assez mis en pratique, tant sous le rapport du moral que du physique.

2

§ VI. De l'influence du Végétarisme sur l'économie sociale.

La manière de vivre si vicieuse d'aujourd'hui, surtout la grande consommation de viande est une grande prodigalité, un vol que nous commettons à nos propres dépens et contre lequel les végétariens protestent énergiquement. Tous les animaux vivent du règne végétal, les carnivores indirectement; mais pour produire une livre de viande, il faut un équivalent d'aliments végétaux de 10 à 20 fois plus considérable, c'est-à-dire que la surface de terrain capable de fournir la viande en quantité suffisante à un seul individu, pourrait nourrir de végétaux de 10 à 20 hommes dans le même espace de temps. Si à cela nous ajoutons le terrain que nous perdons pour la production des alcooliques et des excitants, la dissipation en terrain prend des proportions vraiment énormes. Si nous comptons en outre la somme de travail qu'exige la production de ces matières, et quelle misère en fin de compte résulte de ce travail et de la consommation de ces excitants et poisons, on ne peut que déplorer la fatale erreur dans laquelle marche l'humanité.

Le végétarisme, proscrivant ou restreignant l'usage si coûteux de la viande et des excitants, et recommandant l'alimentation végétale plus économique et plus saine, est donc un des moyens les plus sûrs d'améliorer le sort de la classe ouvrière, d'arriver à une moindre inégalité entre les différentes classes. Et en effet mener une vie plus simple, moins coûteuse, n'est-ce-pas lutter contre la misère et ses fatales conséquences: les crises, les grèves, les révoltes et les révolutions?

Aujourd'hui on craint tant les tendances du socialisme; eh bien, le retour à une vie plus simple, plus morale, mais pour tous, riches et pauvres, serait un des moyen de résoudre la question sociale. Dollfus, un des grands industriels d'Alsace, a dit naguère au Reichstag, à ce sujet, de sages paroles, et a montré que le spectre rouge pouvait le mieux être combattu par le relèvement matériel et moral des classes laborieuses. Oui, donnons à celles-ci un chez-soi, une propriété, une famille — et les révolutions tomberont d'elles-mêmes. *Montrons-leur, comment on vit bien et sainement de peu,* montrons leur, comment on peut arriver à l'épargne, et nous n'aurons pas besoin de lois sévères pour étouffer des aspirations dont quelques-unes ne sont pas sans fondement. A la classe aisée, de donner l'exemple d'une vie normale et d'un retour à la simplicité.

Le végétarisme veut en outre une meilleure organisation du capital et du travail, la délimitation de certaines branches d'industrie, la transformation du labourage, l'amélioration du jardinage et de la culture des arbres fruitiers; au lieu de l'énorme production de fourrage pour la nourriture de nos bestiaux, au lieu de l'immense quantité de terrains consacrés à la production des alcooliques, des excitants, du tabac, des narcotiques, il y aurait une production plus normale, plus utile de céréales, de fruits, de légumes, c'est-à-dire d'aliments tirés du règne végétal. Il se perdrait moins de terrain, d'argent, de forces et de temps.

De nos jours tout le monde méprise l'alimentation végétale si simple, si saine et si peu coûteuse, pour lui préférer celle si chère et si nuisible des soit-disant fortifiants; aussi le médecin-hygiéniste Sonderegger a raison de dire: „le peuple demande de plus en plus ce qui l'excite pour le moment: du vin, du café, de l'eau-de-vie, et il ne connait plus la vraie valeur des aliments *nourrissants* et *calmants* à la fois, comme le froment et le maïs, l'avoine et les légumes secs, et surtout le lait.“ Les conséquences du mépris d'une des lois les plus importantes de l'économie sociale: celle de prendre une nourriture qui soit en rapport avec notre organisme et notre travail, sont fatales:

misère physique et morale de plus en plus grande . . . .
et Dieu sait, comment cet état de choses finira!

La question d'alimentation est une question sociale des plus importantes, malheureusement on la néglige beaucoup trop.

Le végétarisme ne mérite pas ce reproche, car il s'occupe activement du bonheur de l'individu comme de celui de la *famille* et de la *société*.

La *famille* est bien compromise de nos jours, mille obstacles s'opposent à sa fondation et à sa consolidation: manque de moyens pécuniaires, défaut de solide éducation de nos jeunes gens, manque de force morale pour établir son foyer, et puis le besoin de jouir, et enfin toutes ces distractions qui appellent le père (quand ce n'est pas la mère) hors de chez lui, pour mener une vie de café et de cabaret, jetant ainsi la femme et les enfants dans le chagrin et la misère.

Le père de famille végétarien, sans négliger ses devoirs de société, se sent heureux au milieu des siens et leur consacre le temps qu'il leur doit.

Relever d'un côté la famille, détruire de l'autre le célibat et surtout l'infâme prostitution, telle est la sainte tâche que le végétarisme se propose, en établissant la règle: vie plus normale, empire sur nous-mêmes.

Par lui la femme aura de nouveau plus de liberté morale et matérielle; elle sera moins esclave des besoins et des exigences de l'homme, du mari dont les besoins seront moindres; la cuisine lui demandant moins de temps, elle pourra s'occuper davantage de l'éducation de ses enfants et de la sienne propre; elle s'intéressera davantage aux œuvres bonnes et utiles, comme il en est tant à faire.

Le végétarisme ayant toujours en vue les lois d'une saine hygiène, cherche à régler aussi *le travail* quel qu'il soit, de même que le repos et les récréations.

Il cherche surtout à remettre en honneur le travail par excellence, celui des champs tant négligé aujourd'hui, au détriment de notre bien-être; il cherche à lutter contre la fatale tendance des habitants de la campagne, d'aller peupler les villes pour y trouver, au lieu d'un pain plus aisé, la maladie et souvent la misère physique et morale.

Que le travail des champs soit de nouveau mis en honneur, ce sera un pas de plus vers la délivrance sociale, car la terre, bien cultivée, ne laissera aucun de ses enfants mourir de faim.

§ VII. Des autres facteurs naturels de notre santé.

Voici encore quelques indications sur les autres facteurs naturels de notre santé.

1) *L'air pur.* Malheureusement on ne comprend pas encore assez l'importance de l'air pur pour la vie de l'homme, on ignore combien l'air vicié nous est fatal, combien il gâte notre sang, ruine nos nerfs et alourdit notre cerveau. On ne passe pas impunément des heures, des journées et des nuits entières dans des chambres mal aérées; de nombreuses maladies certes sont à mettre sur ce

compte, surtout sur celui du mauvais air de nos chambres à coucher, où nous passons un tiers de notre existence. „L'air vicié dans nos maisons, et principalement dans nos chambres à coucher, dit une autorité médicale, est une cause fréquente de maladies des poumons."

Les végétariens ajoutent une grande importance à cette question; ils passent le plus de temps possible à l'air pur, aèrent bien leurs maisons et leurs appartements et *dorment même* la fenêtre ouverte, en tant que faire se peut.

C'est là un précepte que nous ne saurions assez recommander.

On a malheureusement d'injustes préventions contre l'air de la nuit, on le croit moins pur que celui du jour; c'est une erreur.

Qu'on fasse l'essai de dormir la fenêtre ouverte, qu'on l'entre-baille ou qu'on l'ouvre dans une chambre avoisinante, et bientôt on reconnaîtra les bons effets de cette mesure hygiénique. La seule précaution à observer, c'est de respirer la bouche fermée, de commencer l'expérience en été, après s'y être préparé par des bains et de fréquentes ablutions; naturellement cela ne peut s'appliquer ni à tous les climats, ni à tous les tempéraments.

Je répète ici ce que j'ai dit ailleurs: [1]

„Rien mieux que l'oxygène de l'air ne détruit ces milliers d'organismes microscopiques qu'on suppose engendrer la plupart de nos maladies, et qui possèdent une force de reproduction telle, qu'un de ces êtres pourrait en 5 jours remplir l'océan de ses pareils.

„Apprécions donc l'air à sa juste valeur. Ouvrons-lui largement les portes de nos demeures et surtout de nos chambres à coucher, et ne l'épargnons ni à nos malades, ni à nos enfants, car c'est l'une des premières conditions du maintien et du retour de la santé."

2) *Le soleil.* Nous recherchons de notre mieux l'astre du jour, car nous n'oublions pas qu'il exerce sur notre organisme une influence des plus salutaires, et qu'il peut éviter et guérir bien des maladies comme l'anémie, beaucoup d'affections nerveuses, la phthysie, les maladies du système lymphatique etc. Aussi employons-nous dans nos établissements (de médicine naturelle), comme excellent

---

[1] Médecine naturelle ou Physiatrie.

moyen thérapeutique, les *bains de soleil* ou *hélioses* dans beaucoup de maladies, surtout dans celles que nous venons de nommer.

Qu'on prenne bien à cœur ce proverbe italien: *Où le soleil entre, le médecin n'entre pas.*

3) *L'eau* est un autre facteur très-important de notre santé.

Par elle nous pouvons agir efficacement sur la *peau*, un des principaux organes de notre corps; aussi les soins que nous donnons à ce dernier, sont-ils pour nous une pratique hygiénique de premier ordre et qu'on néglige beaucoup trop. Faut-il s'étonner alors, si par suite de cette négligence on tombe souvent malade, ou que, en cas de maladie, la peau ne vienne pas en aide au reste de l'organisme?

L'hygiène exige donc qu'au moins chaque jour on accorde à la peau le bénéfice sinon d'un bain, au moins d'une ablution, d'une friction (avec de l'eau de 18 à 22°C. environ), mais du corps entier et non-seulement de la figure et des mains qui déjà jouissent du grand bienfait de l'influence de l'air et du soleil. Oui, nous laver tous les jours en entier, doit devenir pour nous un besoin presqu'aussi impérieux que de manger et de dormir. Les enfants surtout doivent être habitués de bonne heure à l'hygiène de la peau, [1]) afin de pouvoir mieux supporter les intempéries atmosphériques. Dans le traitement de nos maladies, nous employons également l'eau comme un des moyens curatifs les plus puissants.

4) *L'exercice* est une autre condition importante de notre santé. Sans beaucoup de mouvement au grand air et sans un travail corporel réglé, il est impossible que notre organisme fonctionne bien; ce qui alors souffre le plus, c'est la circulation du sang et même son renouvellement normal. Bien des malaises et de graves maladies en sont la fâcheuse conséquence: mauvaise nutrition, mauvais travail du système nerveux et du cerveau, souvent même une faiblesse et une débilité générales.

---

[1]) Voir ma brochure: Hygiène de la peau, comme moyen de **prévenir et de guérir les maladies.** Lausanne, chez Imer et Payot.

§ VIII. Avantages directs du Végétarisme.

Ce serait le moment de nommer les avantages directs du végétarisme sur la santé; comme nous en avons parlé indirectement dans le cours de ce petit travail, nous nous contentons de quelques indications.

Plaçant le corps dans les meilleures conditions hygiéniques possibles, *notre manière de vivre est un des meilleurs moyens de conserver notre santé intacte et même de la fortifier, si elle est faible et délicate.*

Nous ne sommes guère sujets aux nombreuses maladies causées par une nourriture malsaine, excitante, ou à celles provenant d'une mauvaise constitution du sang ou d'un système nerveux malade, à moins que l'hérédité n'exerce son influence.

Bien loin d'être un régime débilitant, comme on a voulu le prétendre, le végétarisme donne à notre corps sa force physique normale et le met à même d'atteindre la limite d'âge que la nature lui a assignée. La force, la longévité, la santé appartiennent principalement aux classes, dont la manière de vivre se rapproche le plus de la nature.

Les enfants des végétariens sont généralement très-bien portants et très-intelligents; nous en connaissons quelques-uns qui sont sous ce rapport de vrais modèles.

Un autre avantage du végétarisme c'est de nous mettre à même de résister jusqu'à un *certain* degré aux *causes morbides* et d'être un *certain préservatif en cas d'épidémie.* Voici un exemple à l'appui de ce fait: „Pendant une grave épidémie de choléra à New-York," dit Graham, „aucun de ceux qui suivirent ce régime (et ils furent en grand nombre) ne mourut de cette maladie; quelques-uns seulement en furent légèrement atteints."[1] Il est clair qu'un organisme qui a mené une vie régulière, est peu sujet aux maladies et qu'il leur résiste mieux lorsqu'elles l'ont envahi.

----

[1] Voir: De l'alimentation tirée du règne végétal, par le prof. Raoux, Lausanne, p. 4.

§ IX. Valeur thérapeutique du Végétarisme.

Nous voici arrivés au dernier avantage qu'offre le végétarisme et ce n'est pas le moindre : c'est sa grande *valeur thérapeutique,* c'est-à-dire comme remède ou comme soulagement dans presque toutes les maladies.

Et en effet, *les facteurs qui conservent le mieux la santé, c'est-à-dire l'équilibre de notre corps, sont aussi le mieux à même de rétablir cet équilibre, lorsqu'il est perdu.* C'est pourquoi dans le traitement de nos malades nous employons la *médecine* dite *naturelle* ou la *physiatrie* [1]) avec ses agents si efficaces: *le régime alimentaire, l'air pur, la lumière et particulièrement celle du soleil, la chaleur ou le froid, l'eau, le mouvement* et *les exercices corporels* (en plein air), *le repos, les soins de la peau, et les influences morales.*

Cette méthode curative pratiquée non-seulement par les végétariens, mais par beaucoup de médecins illustres depuis Hippocrate jusqu'à notre époque, a déjà produit de très-beaux résultats, non-seulement dans les cas ordinaires, mais même dans les maladies les plus graves, où parfois la médecine traditionelle se déclare impuissante.

Pour ne citer que quelques exemples, nommons les maladies des organes digestifs, celles du système nerveux, surtout ses surexcitations, puis les anomalies dans la constitution et la circulation du sang, l'anémie, la chlorose, les maladies du système lymphatique, celles des organes sexuels (surexcitation, affaiblissement), celles des organes de respiration, bref, il n'est point de genre de maladie où la médecine naturelle ne puisse être pratiquée ; bien entendu elle ne prétend pas non plus tout guérir, car il est des maladies plus fortes que tout remède.

Le mieux serait que l'humanité eût moins besoin de médecine et de médecin, et qu'elle pratiquât le bel et noble art d'éviter les mille désordres provoqués par notre propre faute.

---

[1]) Voir ma brochure: Médecine naturelle ou Physiatrie.

§ X. Indications plus précises sur l'alimentation végétale.

Donnons, pour terminer, quelques indications plus précises sur l'alimentation végétale ou lacto-végétale.

La nourriture des végétariens consiste donc principalement en *céréales, légumes, fruits,* et *lait.*

Les *céréales* forment un aliment complet, c'est-à-dire qu'elles renferment tous les éléments nécessaires à notre organisme: albuminates (gluten), hydrates de carbone, graisse etc.; aussi a-t-on raison de les appeler: „du lait végétal à l'état solide; tant elles ont d'analogie avec cet aliment par excellence. On y trouve les mêmes sels que dans le lait, la même abondance de phosphates de chaux" (Ch. Vogt). On devrait accorder aux céréales bien plus d'importance qu'on ne le fait, et surtout ne pas oublier *l'avoine, le maïs, le riz.* La bouillie d'avoine, tant aimée par nos ancêtres, devrait être remise en honneur; c'est une nourriture des plus saines, surtout si on la mange avec du lait doux ou du beurre ou des fruits, et qui peut, dit Fonssagrives (Dict. de la Santé, p. 99), suffire complètement (comme, aliment) même avec une vie assez active.

Le *maïs* ou *blé de Turquie,* renfermant surtout beaucoup de matières grasses (9 %), forme aussi un aliment très-utile et figure très-souvent sur la table des végétariens, de même que le riz.

Un de nos principaux aliments est le pain dit *naturel* ou *de Graham,* fait d'une farine de froment simplement égrugé, c'est-à-dire renfermant encore le son.

„Eliminer le son est à la fois un luxe et une perte," dit Liebig, „car les couches extérieures du blé qu'on jette d'ordinaire, contiennent encore une certaine quantité de gluten, et surtout des phosphates et des calcaires si nécessaires à nos os. Le pain naturel, qu'on peut même préparer sans sel ni levain, est un aliment fort agréable au goût, tout-à-fait en harmonie avec nos organes de digestion, de sécrétion et d'excrétion, et capable même de restaurer ces fonctions si souvent dérangées.

Nous n'hésitons même pas à dire que le pain naturel est le seul pain vraiment physiologique et hygiénique; il devrait par conséquent remplacer le pain blanc, si peu nutritif, sur la table du riche comme du pauvre.

Dans bien des cas le pain naturel devient un excellent remède

qui a déjà rendu de grands services à de nombreux malades; c'est
que le son exerce un effet mécanique et salutaire sur les intestins,
dont il active aussi bien la sécrétion que les mouvements péristaltiques,
ce qui est le meilleur moyen d'éviter leur paralysie et leur resserre-
ment. Aussi point de meilleur remède contre ce désordre dont les
suites peuvent devenir très-graves: pléthore abdominale, maladies
du foie, hémorrhoïdes, hypochondrie etc.

Beaucoup de médecins recommandent ce pain à leurs clients;
les enfants faibles, à charpente osseuse délicate, les jeunes filles
manquant de sang et même les jeunes mères allaitant leurs petits
enfants, devraient faire grand usage de cet aliment si sain et si
nourrissant. Un autre avantage du pain naturel est celui de bien
conserver nos dents.

Au commencement il faut manger peu de ce pain à la fois, et
surtout bien le mâcher, alors on le digère très-facilement; combiné
avec des fruits ou avec du beurre, c'est une nourriture très-savoureuse.
Espérons que le temps viendra où ce pain sera généralement reconnu
et consommé; il le mérite bien.

Pour moi, je ne saurais assez le recommander à Messieurs mes
confrères, il rendra certainement de signalés services à leurs malades.
Ceux que la question intéresse, trouveront de précieux renseignements
à ce sujet dans la brochure de M. Thiele: „le Pain naturel," chez
MM. Imer et Payot, libraires à Lausanne, prix 30 cts.).

Les *légumes*, dont les végétariens font un très-grand usage,
sont pour la plupart des aliments nourrissants et très-hygiéniques,
les substances élémentaires qui les constituent, sont les suivantes:
fécule, dextrine, sucre, matière azotée. Les *légumes secs* pois, fèves,
lentilles, haricots, renferment surtout beaucoup d'azote (à peu près
25 % et la viande de bœuf gras seulement 15,8) et sont par conséquent très-nutritifs, même plus que la viande, sur laquelle ils ont
encore l'avantage d'être meilleur marché. C'est que la viande renferme
75 % environ d'eau, et les légumes secs seulement de 13 à 14 %, en
outre ces derniers renferment près de 50 % hydrates de carbone, tandis
que cet élément si nécessaire au travail musculaire manque complètement à la viande. On voit que l'avantage physiologique et économique
des légumes secs sur la viande est très-considérable; c'est ce qu'on
devrait mieux comprendre à notre époque de grande chèreté des
vivres, où il s'agit de trouver un aliment à la fois très-nourrissant

et très-bon marché. Eh bien, les légumes secs nous viendront parfaitement en aide, et il faut espérer qu'on leur accordera de nouveau une plus large part dans notre alimentation.

Un chimiste distingué, M. le Dr. F. Schneider, est du même avis que nous. Dans un article intitulé :

„Ce que nous ferons, si le Doryphora détruit la pomme de terre" publié dans le Journal d'Agriculture (de France), il traite cette question d'un point de vue tout-à-fait pratique. „L'azote, dit-il, offre des qualités très-variables au point de vue de ses effets physiologiques; il présente des différences bien plus sensibles sous le rapport économique. C'est là une question très-importante qu'il vaut la peine d'étudier, quand il s'agit de la nourriture des classes pauvres ou peu aisées. En admettant que 25 grammes d'azote assimilable sont nécessaires pour sustenter journellement un homme adulte, cette quantité d'azote se trouve dans les aliments suivants.

Noms des aliments.	Quantité de l'aliment contenant 25 grammes d'azote.	Prix moyen de cette qualité.
	Kilogr.	Fs.
Viande de bœuf désossée	1,080	2.70
Pain	2,000	0.80
Pommes de terre	6,250	0.32
Pois	0,652	0.23
Lentilles	0,625	0.22
Haricots	0.546	0.20

„Vous voyez qu'il y a encore moyen de vivre à bon compte, en dépit du renchérissement de toutes les denrées alimentaires.

„Si vous en doutez, malgré les calculs théoriques qui précèdent, laissez-moi vous démontrer pratiquement la vérité de ma proposition, en vous citant un exemple bien remarquable.

„Dans le village de Distroff (canton de Metzerwiese, près Thionville), il y a une robuste famille dont tous les membres sont connus et cités dans le pays pour leur constitution saine, pour leur force et leur ardeur au travail. Le père a élevé 7 enfants de la plus belle venue, dont 3 sont aujourd'hui mariés, avec son seul salaire de chaufournier.

„Cet homme n'a jamais fait la connaissance des grandes dames qu'on nomme chimie et physiologie; je crois même que quand il s'est marié, la relation nutritive et les coëfficients de digestibilité n'étaient pas encore descendus sur terre. Cela n'empêche pas qu'il a découvert par intuition l'art de faire beaucoup avec peu de chose. Tous les jours la marmite recevait dans ses flancs quelques litres d'une légumineuse condimentée de sel et de poivre (ce dernier était superflu, l'auteur). Avec le temps et les économies on a pu y ajouter de la graisse.

„Avec cela on a doté ses enfants d'une santé exemplaire, et aujourd'hui on les dote pécuniairement, c'est-à-dire que chacun d'eux reçoit une modeste somme de 400 frs., quand il entre en ménage.

„Les résultats sont là, magnifiques, indéniables, prouvant clair comme le jour *que les légumes secs peuvent parfaitement suppléer à la viande.*

„Aujourd'hui on pousse de tous côtés à la production d'un bétail de plus en plus nombreux, . . . mais, c'est aller trop loin que de prétendre, qu'il faudrait une moyenne de 80 livres de viande pour assurer aux populations le maximum de force.

„L'exemple que je viens de citer comme le plus intéressant des faits qui sont à ma connaissance, démontre qu'avec une alimentation, dont les haricots, les lentilles et les pois (ajoutons-y le pain naturel, l'auteur) forment la base, corroborée puissamment par l'air de la campagne, on peut produire des hommes vigoureux — et même de belles femmes.“

Nous pourrions citer des exemples par centaines tout aussi convaincants que le précédent, et nous ne saurions assez appuyer sur le fait qu'avec un régime végétal ou lacto-végétal bien compris et bien pratiqué, on peut parfaitement se passer de viande.

Au lieu du café au lait pour le déjeûner et pour le souper, que la famille ouvrière mange une bonne soupe à l'avoine par exemple, et au lieu d'un mauvais bouillon qui n'a pas de forces, et d'une viande bouillie qui n'en a plus, qu'on prenne au dîner également une bonne soupe, par exemple à la farine, aux pommes de terre, au riz etc. etc. et un bon plat de légumes secs (ou verts en été), avec un plat de pommes de terre, ou aussi un laitage ou un farineux; de cette façon on serait bien nourri et l'ouvrier n'aurait pas besoin de recourir à la détestable eau-de-vie ou au vin si souvent frelaté.

Probablement que le café au lait ne sera plus *„détrôné“*, mais qu'au moins le ménagères servent à côté de ce liquide „chéri“, mais presque sans valeur nutritive, un des aliments substantiels que nous venons de nommer; les *enfants en seront moins misérables et les maris moins buveurs.*

Les *légumes verts,* quels qu'ils soient, méritent aussi toute notre attention par leurs propriétés rafraîchissantes et nutritives. Ces dernières peuvent encore être augmentées par les autres mets qu'on mange avec les légumes; c'est qu'il faut bien se pénétrer de cette loi physiologique, qu'un aliment à lui seul n'a pas de valeur nutritive tout-à-fait déterminée, et qu'il n'acquiert cette dernière qu'en combinaison avec les autres aliments; en règle générale il faudra donc à un aliment très-nutritif, comme les légumes secs, en joindre un qui l'est moins comme par ex.: des pommes de terre, du riz, des fruits, des légumes verts. Il est bien à regretter que ces derniers soient tellement négligés, tant sous le rapport de leur culture que sous celui de la cuisson, et pourtant on sait que les légumes verts nous sont absolument nécessaires, et que leur abstention peut à l'occasion engendrer des maladies assez graves, comme par exemple le scorbut.

Les *fruits* forment également une précieuse ressource alimentaire; ils sont une nourriture des plus saines et ne sauraient être assez recommandés aux personnes bien-portantes et même aux malades et aux convalescents.

Ils devraient figurer à tous nos repas, car „ils sont au moins indispensables dans une bonne alimentation,“ dit Fonssagrives. „Un régime qui en serait démuni, quelque succulent qu'il fût par ailleurs, conduirait bientôt à la dégénérescence scorbutique, comme le prouvent des faits empruntés aux longues navigations“ (Dict. de la Santé).

Généralement on ajoute très-peu d'importance aux fruits, ne leur attribuant qu'une valeur nutritive insignifiante, habitués que nous sommes à estimer uniquement la valeur des aliments d'après la quantité d'azote qu'ils renferment; mais c'est là une grave erreur. Les fruits, qui du reste renferment les principes alimentaires les plus importants, ont, entre autres, pour fonction de modérer la force nutritive de certains autres aliments contenant un excédant d'azote nuisible au corps; en outre les fruits favorisent le travail de l'estomac et des intestins, et par suite la formation du sang. Tous les médecins connaissent le rôle que les fruits jouent dans le traitement de certaines maladies, comme par exemple de la constipation, de la goutte, des maladies des reins et de la vessie, même dans les fièvres et dans certains états d'irritation et de sur-excitation.

On connait aussi les excellents résultats des cures des fruits, par exemple des raisins, dans certaines maladies des poumons, du cœur et du bas-ventre, et Fonssagrives a parfaitement raison d'appeler ces cures „un moyen d'une puissance remarquable pour relever la nutrition dans les cas où elle a fléchi" (Dict. de la Santé, article: Cures de raisin).

Comment en serait-il autrement? Les fruits ne sont-ils pas la nourriture la mieux appropriée à notre organisme? Qu'on en fasse l'essai et on verra bientôt que nous donnons une des meilleures prescriptions hygiéniques, en disant:

Point de repas sans fruits.

Une combinaison excellente, c'est celle des fruits avec le pain naturel; il y a beaucoup de végétariens, qui ne mangent rien d'autre et qui sont très-forts et très-bien portants; les enfants aiment beau-coup cette nourriture en général; elle leur est très-saine.

Le *lait* figure également dans notre alimentation; toutefois il est des végétariens qui s'en passent, ainsi que du beurre, du fromage, des œufs.

Inutile de rappeler ici que le lait est un aliment complet, c'est-à-dire capable à lui seul de nourrir notre organisme; l'enfant en bas âge par exemple ne reçoit que le lait de la mère, ou pour mieux dire ne devrait recevoir que cette nourriture.

Malheureusement de nos jours les femmes négligent de plus en plus ce saint devoir, ou ne sont plus en état de le remplir. N'est-ce pas là une preuve de plus de notre décadence physique et morale, comme aussi un témoignage de pauvreté que se donne le régime des viandes et des excitants.

Le végétarisme doit de nouveau nous donner des femmes plus fortes, capables de remplir leur plus beau devoir de mère; là aussi, un retour à une vie plus normale devient une impérieuse nécessité.

C'est un fait bien connu que nos paysannes qui mangent si peu de viande et qui travaillent au grand air, sont les meilleures nourrices.

Nous pourrions du reste citer plusieurs exemples de jeunes mères qui, devenues végétariennes, pouvaient nourrir elles-mêmes leurs enfants, ce qui leur était impossible avec le soit-disant régime fortifiant.

Ajoutons ici le conseil pratique que les mères, nourrissant leurs enfants, devraient manger beaucoup de fruits et beaucoup de pain naturel.

L'eau forme presque l'unique boisson des végétariens, au reste la soif ne les tourmente guère, car ils mangent beaucoup de fruits et renoncent à toute nourriture échauffante, ainsi qu'aux aliments trop doux, ou trop acides ou trop gras.

Pour les personnes qui pourraient s'y intéresser, nous ajoutons ici un menu végétarien tel que nous le suivons dans notre établissement hygiénique et médical; il va sans dire que nous faisons les modifications nécessaires suivant les malades et les différentes maladies.

§ XI. Menu végétarien.

Nous n'avons en règle générale que 3 repas par jour : le déjeûner à 7½ du matin, le dîner à 12½ et le souper à 6½ du soir; beaucoup de végétariens se contentent de 2 repas par jour.

Le *déjeûner* se compose, soit

1) d'une soupe au gruau d'avoine, ou à la farine de Graham (c'est-à-dire de la farine dont nous faisons notre pain naturel) avec des fruits, ou avec du lait, ou

2) de fruits, de lait et de pain, ou

3) simplement de fruits et de pain.

Le *souper* est à peu près analogue au déjeûner; on peut y ajouter un légume, ou une omelette ou des œufs. Plus le souper est simple, mieux cela vaut.

Le *dîner* se compose :

1) d'une *soupe* faite avec différents ingrédients végétaux, par exemple : des pois, des lentilles, des haricots, de l'orge, du riz, des pommes de terre, divers légumes verts (julienne), jamais de bouillon ;

2) d'un ou de deux *légumes* verts comme la saison les donne, (une ou deux fois par semaine des légumes secs), et des pommes de terre ou un farineux ;

3) un laitage fait avec du riz ou du maïs, du gruau, du sagou, de la farine de Graham etc. ou à la place du laitage, un dessert

quelconque, par exemple: gâteau aux fruits, gâteau de Savoie, beignets, pudding etc.

4) toute espèce de fruits crus ou cuits.

La table végétarienne se distingue par sa grande simplicité, qui toutefois n'exclut pas la variété, et c'est là ce qui lui donne toute sa valeur hygiénique, surtout si la seconde condition, celle de la *sobriété,* est encore remplie; les végétariens s'en font une vertu, nous l'avons dit plus haut.

Le reproche qu'on leur fait d'absorber de bien plus grandes quantités d'aliments que les mangeurs de viande, n'est pas fondé du tout.

Un fait qui parle beaucoup en faveur du régime lacto-végétal, c'est que tous ceux qui l'ont suivi pendant un certain temps, s'en trouvent très-bien, et reviennent rarement à leur ancien genre de vie, tant est grande la force du simple et du naturel.

§ XII. Aperçu historique. — Littérature. — Opinion de différents auteurs.

Ce serait le moment de donner un aperçu historique du végétarisme, mais nous nous contentons pour aujourd'hui de répéter avec un de nos vétérans „que le Végétarisme a pour lui l'expérience des siècles, et qu'il a été recommandé et mis en pratique par les hommes les plus éminents de l'antiquité et des temps modernes, depuis les prêtres, les médecins et les sages de l'Orient et de l'Égypte jusqu'à la célèbre école pythagoricienne, qui subsista douze-cents ans; depuis les Esséniens, les thérapeutes, les Nazaréens, les disciples d'Apollonius de Tyane et de Porphyre, jusqu'aux institutions monastiques du moyen-âge; depuis Bacon, Rousseau, Bernardin de St-Pierre, Bossuet, Fénélon, Franklin, Gleïzès etc. etc. jusqu'aux médecins américains, anglais et allemands du XIX⁰ siècle.

Quant à la *Littérature* traitant du Végétarisme, elle est déjà passablement riche en Angleterre, en Allemagne et en Amérique (voir à la fin de cette brochure).

La France possède un fort beau livre sur la question; c'est la „*Thalysie* ou la *nouvelle Existence*" par Gleïzès qui lui-même vivait en végétarien durant 40 ans. Malheureusement la *Thalysie* est peu connue en France, et pourtant elle mériterait d'être tirée de l'oubli dans lequel elle se trouve plongée.

L'auteur traite la question d'un point de vue noble et élevé. „Je me propose de démontrer“ — dit-il dans sa Préface —:

1) Que l'homme n'est point animal de proie; qu'il est, au contraire, par sa nature, la plus douce de toutes les créatures, ainsi que devait l'être la dernière et la plus noble expression d'un Dieu grand, bon et juste.

2) Que le meurtre des animaux est la principale source de ses erreurs et de ses crimes, comme l'usage de se nourrir de leur chair est la cause prochaine de sa laideur, de ses maladies, et de la courte durée de son existence.

3) Que cet état d'égarement est dans une opposition directe avec sa destinée ultérieure qu'il empêche: je veux parler de son immortalité dans le sens communément attaché à ce mot, autrement dit, la vie hors de la terre; tandis que la privation de cet acte, ou, pour parler au positif, les régime des herbes, développe en lui la beauté, l'intelligence, la vertu, et le fruit immortel qui en est le dernier résultat.“

On peut faire à Gleïzès le reproche d'avoir été trop idéaliste dans sa manière de voir, mais cela n'enlève rien à la vérité et à la beauté des ses principes. La „Thalysie“ est, disions-nous, le seul ouvrage français traitant, dans son entier, du Végétarisme; mais on trouve dans quelques auteurs de courtes réflexions sur cette question, qui prouvent que plus d'un grand penseur s'en est occupé.

Gleïzès a reproduit en partie dans son ouvrage les réflexions dont nous parlons. Ainsi p. 296 il cite le passage suivant tiré du „Discours sur l'histoire universelle de Bossuet (p. 173): .... Maintenant pour nous nourrir il faut répandre du sang malgré l'horreur qu'il nous cause naturellement, et tous les raffinements dont nous nous servons pour couvrir nos tables, suffisent à peine à nous déguiser les cadavres qu'il nous faut manger pour nous assouvir.

„Mais ce n'est là que la moindre partie de nos malheurs. La vie, déjà raccourcie, s'abrége encore par les violences qui s'introduisent dans le genre humain. L'homme, qu'on voyait dans les premiers temps épargner la vie des bêtes, s'est accoutumé à n'épargner plus la vie de ses semblables.“ .... Bossuet va même très-loin en disant que comme dernière conséquence du meurtre des animaux: *„le sang humain abruti ne pouvait plus s'élever aux choses intellectuelles“*. Qu'on relise dans *Fénélon* la description enchantée qu'il nous a

donnée des anciens peuples de la Bétique. „On ne vit en ce pays
que de fruits ou de lait, et rarement de viande, dit Fénélon . . .
Ils craignent le vin comme le corrupteur des hommes etc. (Télém.
Liv. VIII). Qu'on lise aussi dans l'Émile de *Rousseau* le passage
du livre second: „Une des preuves que le goût de la viande n'est
pas naturel à l'homme, est l'indifférence que les enfants ont pour
ce mets-là, et la préférence qu'ils donnent tous à des nourritures
végétales, telles que le laitage, la pâtisserie, les fruits etc.“

Et cet autre passage du même auteur: „Tu me demandes,
disait Plutarque, pourquoi Pythagore s'abstenait de manger de la
chair des bêtes; mais moi, je te demande au contraire quel courage
d'homme eut le premier qui approcha de sa bouche une chair
meurtrie etc. etc.“

Bernardin de St-Pierre a usé rigoureusement du régime des
herbes pendant 10 années de sa vie, et c'était précisément l'époque
où il composait son délicieux roman de „Paul et Virginie“ (voir
Gleïzès p. 332).

Monthyon a dû une longue vie à ce régime; il a vécu 87 ans;
Franklin qui a également vécu en végétarien pendant quelques
années, a approché de ce terme.

Lamartine, élevé par sa mère dans les principes du végétarisme,
fait l'éloge de ce régime, dans le 4ᵉ livre, chap. 8 de ses Confidences,
et appelle un égarement, l'habitude de tuer les animaux pour en
manger la chair.

Michelet, dans son beau livre sur la femme, a écrit les paroles
suivantes toutes en faveur du végétarisme surtout dans son appli-
cation à l'éducation des enfants:

„Une révolution s'est faite,“ dit Michelet, „nous avons quitté
le sobre régime français, adopté de plus en plus la cuisine lourde
et sanglante de nos voisins, appropriée à leur climat (?) bien plus
qu'au nôtre. *Le pis, c'est que nous infligeons ce régime à nos
enfants.* Spectacle étrange de voir une mère donner à sa fille,
qu'hier encore elle allaitait, cette grossière alimentation de viandes
sanglantes, et les dangereux excitants, le vin, l'exaltation même, le
café! Elle s'étonne de la voir violente, fantasque, passionnée. C'est
elle qu'elle en doit accuser.

„Ce qu'elle ne voit pas encore, et ce qui est bien autrement grave, c'est que chez cette race française si précoce, l'éveil des sens est provoqué directement par ce régime.

„*Loin de fortifier, il agite,* il affaiblit et énerve" (p. 53).

„Pour la femme et pour l'enfant, c'est une grâce, une grâce d'amour, d'être surtout frugivore, d'éviter la fétidité des viandes et de vivre plutôt des aliments innocents qui ne coûtent la mort à personne, des suaves nourritures qui flattent l'odorat autant que le goût." (p. 54).

„J'entends que la petite fille (et le petit garçon également, l'auteur) ait une nourriture d'enfant; qu'elle continue le régime lacté, doux, calme et peu excitant; que si elle mange à votre table, elle soit habituée à ne point toucher à vos aliments qui sont des poisons pour elle." (p. 52).

Le célèbre hygiéniste Fonssagrives de Montpellier, auquel nous devons tant de bons ouvrages sur l'hygiène, dit à propros du Régime pythagoricien (p. 641. Dict. de la Santé) . . . . . „Certainement (?), une alimentation normale (?) repose sur le principe de la combinaison des végétaux et des viandes; l'organisation de notre système dentaire (?) et notre appétence instinctive (?) montrent que nous sommes destinés à ce régime complexe (nous ne partageons nullement ces vues de notre honorable confrère, cependant nous avons cru devoir les reproduire ici), mais *les viandes seraient inhabiles à suffire longtemps, tandis qu'un régime végétal composé de pain, de fruits bien choisis, de légumes farineux et herbacés, peut être indéfiniment continué sans inconvénients.* Nos paysans de la Corrèze et de la Bretagne, ne sont-ils pas des pythagoriciens, non pas de conviction, mais de nécessité et se portent-ils moins bien que leurs compatriotes citadins qui se gorgent de viande à côté d'eux? — *D'ailleurs la science a prouvé que les aliments de deux séries sont de la même nature chimique et ne se distinguent que par les seules proportions de leurs éléments constitutifs.* J'ai étudié les effets de ce régime pythagoricien sur les Trappistes et je leur ai trouvé une santé satisfaisante et une longévité peu commune."

A ce beau témoignage rendu au végétarisme par une autorité médicale, ajoutons encore celui du docteur Decaisne. Dans l'Univers illustré du 26 mars 1876, ce médecin rassure, à propos du carême, les personnes qui s'imaginent que le régime maigre augmente le nombre des malades. Il dit qu'au contraire *il faut attribuer beaucoup de maladies à l'abus que l'on fait de la viande en tout*

*temps et aux déplorables habitudes que les parents font prendre
à leurs enfants à cet égard.*

Il ajoute ensuite: Le P. Debreyne, médecin de la Grande-Trappe,
dit que *le régime de la Trappe, que l'on croit généralement propre
à abréger la durée de la vie humaine et a détruire les santés les
plus robustes, est, au contraire, un vrai moyen de santé et de
longévité.* Il affirme que, pendant une période de 27 ans, il n'a
pas rencontré chez ces religieux un seul cas d'apoplexie, d'anévrisme
au cœur, d'hydropisie, de goutte, de gravelle, de cancer. *Le choléra
n'a jamais envahi aucune maison de l'ordre, tandis qu'il faisait
de grands ravages dans les environs.* Il est de notoriété dans le
pays que les épidémies s'arrêtent au seuil de l'abbaye .... *Cette
vie paisible et calme, ce régime simple et sobre* (c'est le docteur
Decaisne qui parle), *n'est-ce pas la condamnation la plus éclatante
de notre vie sensuelle, de notre intempérance, de nos désordres,
de nos passions qui détruisent le plus souvent la vie dans son
principe.*" Extrait de l'excellente brochure de M. Reitzel: Les
Végétariens et leurs Adversaires.

Dans ce même travail et comme „Conclusion", M. Reitzel
rend au végétarisme un beau témoignage en disant:

„Quelle que soit l'opinion que l'on ait des végétariens, il faut
avouer qu'il n'y a pas là de humbug ou de charlatanisme trompeur
qui cherche à faire sortir l'argent de la bourse des crédules. Il
y a du vrai, même beaucoup de vrai dans leurs doctrines; leurs
adversaires mêmes l'accordent, tout en disant qu'il y a encore plus
d'exagération (??).

„Les motifs des végétariens, en tout cas, sont bons, purs, dés-
intéressés; leur tendance est sérieuse et morale, et comme la masse
ne se laissera pas entraîner à ce qu'il **peut** y avoir d'exagéré, —
le renoncement à ce que l'on regarde comme des jouissances n'étant
pas du goût de la masse, — les végétariens prêchant une vie simple
et donnant l'exemple d'une vie sobre, ne peuvent avoir qu'une influence
salutaire sur la société actuelle si avide de jouissances de toute
nature, jouissances qui, loin de donner le bonheur que l'on cherche,
ne deviennent qu'une source de misères de toutes sortes."

Assez de citations! Puissent celles qui précèdent, avoir montré
à ceux de nos lecteurs, disposés à ne voir dans le végétarisme
qu'une *„innocente marotte"* (il est des gens qui se moquent de tout

et qui n'examinent rien), qu'au moins les végétariens se trouvent en excellente compagnie, et qu'en outre la science et l'observation parlent tout en leur faveur.

§ XIII. Conclusion.

Me voici arrivé au bout de mon petit travail qui est loin d'avoir épuisé le sujet, et qui devait simplement donner *une idée* d'un genre de vie dont on a en général une opinion très-inexacte, ou qu'on ne connait point du tout.

Le végétarisme, nous avons au moins essayé de le montrer, est une vérité basée sur les immuables lois de la nature et comme telle, elle ne sera plus jamais complètement oubliée ou renversée.

Son but peut se résumer ainsi :

> *Santé, paix et bonheur, harmonie en nous et autour de nous ; protestation contre le matérialisme et la vie luxueuse et malsaine que l'on mène généralement à notre époque ; effort de ramener l'humanité autant que possible vers la sage nature.*

Le végétarisme ne prétend point être une panacée; il veut, en toute modestie, guérir quelques-unes des plaies, dont souffre l'humanité et élever une génération plus saine que la nôtre. Le végétarisme ne dit pas non plus qu'il soit seul capable de donner la santé et le bonheur, et qu'en dehors de lui il n'y ait point de salut; ce qui est certain c'est qu'il récompense presque tous ceux qui s'adressent à lui, en leur accordant en retour les bénéfices que nous avons indiqués dans ce travail.

Qu'on ne croie point surtout que le végétarisme veuille ramener l'humanité à son état primitif; il tient parfaitement compte de la perfectibilité de l'homme, et veut que celui-ci devienne toujours meilleur. Le végétarisme n'est point ennemi de la civilisation, mais il la veut normale et débarrassée de tout ce qu'elle a de dénaturé et de corrupteur pour l'âme et pour le corps. Le végétarisme veut en outre que l'homme se pénètre bien de la vérité que notre double santé ne se conserve et ne se retrouve que dans l'obéissance aux lois que la Providence nous a données.

Nous ne nous faisons point illusion sur les progrès que fera le végétarisme, il avancera lentement, mais il avancera ; car il lui faut lutter avec de puissants ennemis qui s'appellent préjugé, manque de réflexion, douces habitudes, désir de jouir.

Probablement que le végétarisme ne sera jamais universellement répandu; la manière de vivre actuelle aura toujours de nombreux partisans; cependant nous sommes sûrs que l'usage des excitants et de la viande sera considérablement restreint, qu'on évitera davantage les abus, et qu'on se tournera de plus en plus vers un genre de vie *„incontestablement favorable à la santé physique, intellectuelle et morale, capable de prévenir, d'atténuer et de guérir un grand nombre de maladies.“*

Finalement l'humanité, si elle ne change sa manière de vivre, verra, mais à ses propres dépens, qu'elle a fait fausse route en s'écartant de la simplicité. Heureux ceux pour lesquels le retour à une vie plus naturelle ne sera pas trop tard; heureux ceux qui apprennent à connaître les principes du végétarisme pendant qu'il en est temps encore, et qui ont la force morale de vivre en conséquence, ils n'auront point à s'en repentir; heureux surtout les enfants, qui de bonne heure sont élevés dans cette voie; bien des misères leur seront épargnées. Que les autres qui ne veulent point devenir végétariens, acceptent au moins la loi de la simplicité ou de la modération, s'ils ne la pratiquent déjà.

Qu'on essaie de notre genre de vie avant de le juger ou de le rejeter; on l'a dit avec raison: c'est une règle de sagesse de ne se moquer de rien, ou plutôt de s'occuper sérieusement d'une chose sérieuse, et la nôtre mérite cette qualification.

Le végétarisme, Dieu merci, a fait des progrès dans les trente dernières années, et il en fera plus encore grâce surtout à ceux qui préconisent ou qui suivent tant le régime des viandes et des excitants.

Il y a beaucoup de végétariens en Angleterre, en Allemagne, en Amérique et en Suisse.

Nous avons une littérature déjà passablement riche et des journaux traitant spécialement la question. Beaucoup d'entre nous se sont réunis en société avec des statuts respectant la liberté intellectuelle et proscrivant tout esprit de secte; enfin nous avons des établissements où se pratiquent le végétarisme et la médecine naturelle.

Puissent les amis du végétarisme se multiplier; oui, puisse une chose vraie comme la nôtre prospérer et devenir pour beaucoup une source de **santé,** de **paix** et de **bonheur!**

Littérature

Ouvrages en langue française:

1) **La Thalysie ou la nouvelle existence** par Gleïzès. Trois volumes. Parallèle entre le régime végétal et le régime animal. Paris, L. Desessart, rue des beaux-arts 15. 1841 (épuisé).

2) **Les végétariens et leurs adversaires**, par M. Reitzel, professeur. Lausanne. Prix 1 fr.

3) **Les végétariens et le végétarianisme,** par Meta Wellmer. Lausanne, H. Mignot, éditeur. 7 Pré-du-Marché.

4) **La vie à bon marché** par G. Lecoultre. Prix 10 cent.

5) **Le régime pythagorique** par M. T. 1877. Prix 10 cent.

6) **Le pain naturel ou pain Graham,** considéré au point de vue de la santé et de l'économie. 1876. Prix 30 cent.

7) **La médecine naturelle ou la physiatrie** par le docteur F. W. Dock, médecin de l'établissement hygiénique et médical de Untere Waid. Lausanne. Librairie Imer et Payot.

8) **L'hygiène de la peau.** Moyen de prévenir et de guérir les maladies par les soins de cet organe, par **le** docteur Dock. Lausanne, Librairie Imer et Payot.

9) **Travail et Santé.** Conférence faite à Strasbourg par le docteur Dock, Strasbourg chez Fischbach.

10) **Le Tocsin des deux Santés,** fragments sur l'hygiène et l'éducation du corps et de l'âme, par le prof. Ed. Raoux. Lausanne, Librairie Imer et Payot, rue de Bourg, et chez l'auteur, place Montbenon 2. 1878. Prix 1 fr.

Ouvrages en langue allemande:

1) **Santé, bien-être et bonheur.** Nourriture naturelle de l'homme (fruits et farineux), par John Smith.

2) **L'art de la vie physique,** règles pratiques pour la préservation des maladies et la longévité, par le Dr. Alcott.

3) **Le régime conforme à la nature d'après l'expérience et la science.** Aperçu historique par Th. Hahn. Prix 4 frs.

4) **L'art de guérir conforme à la nature,** directions pour ceux qui veulent se traiter eux-mêmes, par Henri Franke.

5) **La thalysie,** de Gleïzès.

6) **Le régime naturel** (Die natürliche Lebensweise) d'Edouard Baltzer, chez Förstemann à Nordhausen (ainsi que les autres ouvrages nombreux de cet auteur).

7) **Atmiatrie,** ou art de guérir par l'air et par la respiration par le Dr. Paul Niemeyer.

Ouvrages en langue anglaise:

1) **Conférence sur la chasteté** par le Dr. Graham. Prix 1 fr.

2) **La réforme diététique,** revue mensuelle par Nichols. 1877.

3) **Cuisine végétale** par John Smith.

4) **La thalysie** de Gleïzès.

5) **Ouvrages des docteurs Lambe, Graham, Alcott, Nichols, Newman, Trall** etc.

Table des matières

règles des **l'hygiène médicale** ou les **agents thérapeutiques naturels**, c'est-à-dire le **régime alimentaire, l'hydrothérapie rationelle, bains de vapeur, bains d'air** et **de soleil, électrothérapie, gymnastique** etc.

Les **bains de vapeur** de lit ou horizontaux, introduits depuis quelque temps à la „Untere Waid", constituent une innovation des plus importantes: ils sont préférables à toutes les autres formes de bain de vapeur connus et présentent sur ces derniers des grands avantages: nous en faisons usage dans tous les cas où il s'agit de dégager les organes intérieurs, d'appeler le sang à la surface de la peau et de provoquer une circulation normale, comme par exemple les cas de **refroidissements**, de **catarrhes**, de **rhumatisme**, de **goutte**, de névralgies, de paralysies etc., de même que chez les personnes qui, manquant de chaleur naturelle, ne supportent pas les manipulations hydrothérapeutiques d'une température peu élevée.

Les prix de pension de l'établissement, nourriture, logement, bains ordinaires et service compris, est — suivent les chambres — de frs. 5½ à 8½ par jour et par personne. En hiver, et dans des cas spéciaux, prix réduits.

Les nombreux succès de l'établissement dans le traitement des maladies de **la peau** et **du sang (anémie, scrofules)**, de **l'estomac, du foie** et des **intestins (catarrhes, constipations habituelles** et **hémorrhoïdes), goutte, rhumatismes, faiblesse générale** etc., sont suffisamment connus et ont valu à la Waid la réputation dont elle jouit.

Les Propriétaires,

Mme Veuve Fischer-Dock et Fr. W. Dock,

docteur en médecine.

NB. On est prié d'adresser les lettres de consultations à M. le Dr Dock et les demandes de renseignements, annonces d'arrivée, etc. à Mme Fischer.

En prenant à la gare de St-Gall une des voitures de louage qui s'y trouvent à l'arrivée des trains, on atteint la Untere Waid dans une demi-heure.

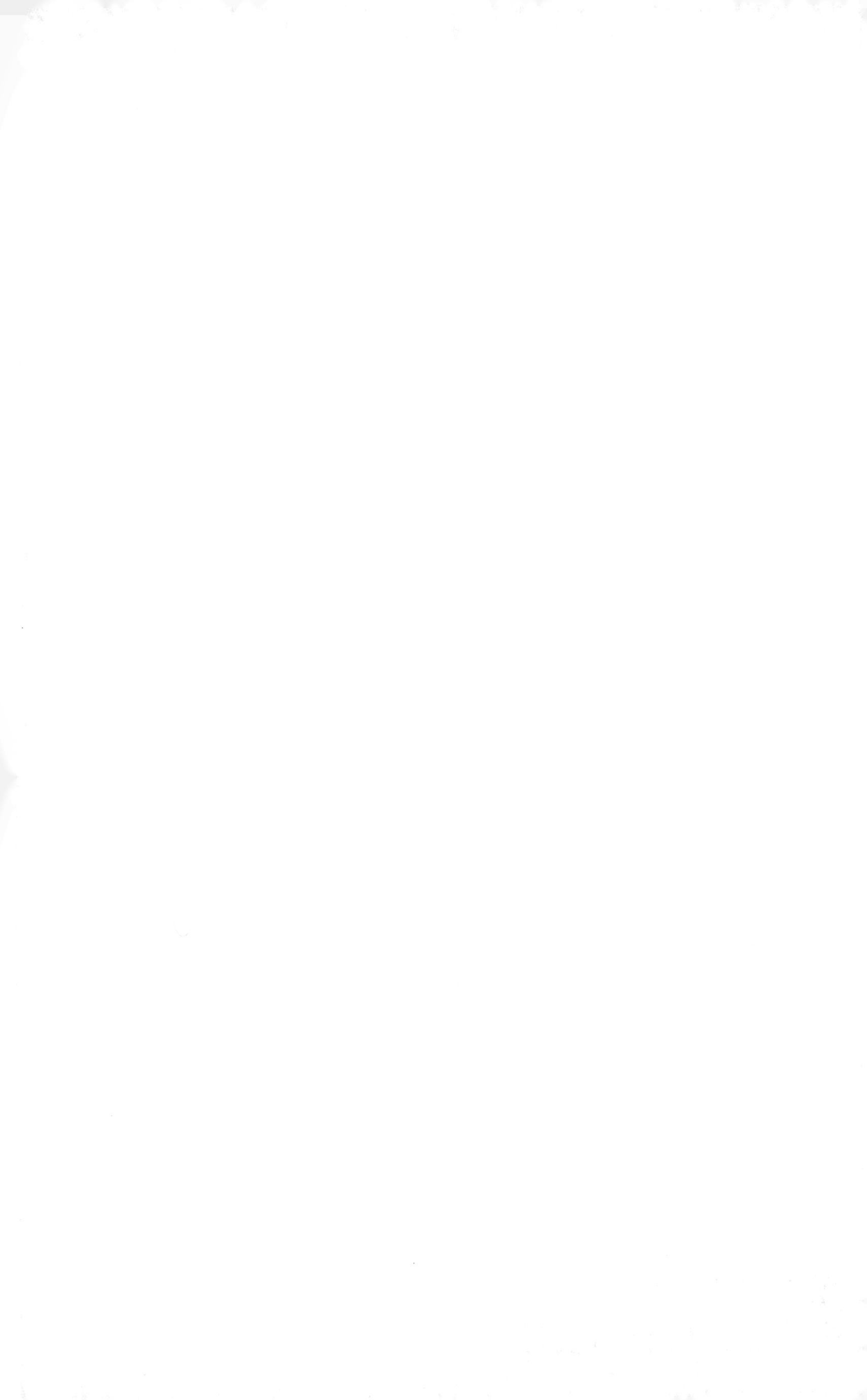